NOTICE

SUR

LES EAUX MINÉRALES

ET MEDICINALES

DE SAINT-NECTAIRE.

NOTICE

SUR

LES EAUX MINÉRALES

ET MÉDICINALES

DE SAINT-NECTAIRE,

Par Pierre RIGAL,
Médecin-Inspecteur.

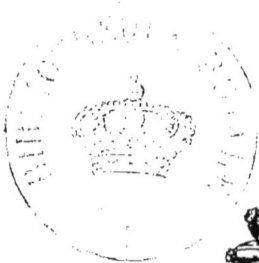

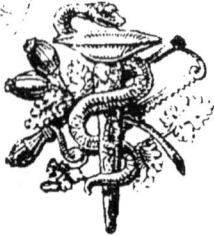

𝕮lermont-𝔉errand,

IMPRIMERIE DE PEROL, LIBRAIRE,
RUE BARBANÇON, N° 2, PRÈS LA CATHÉDRALE.

———

1843.

AVANT-PROPOS.

Il est aujourd'hui bien démontré, en médecine, que les eaux minérales exercent dans leur emploi une grande influence sur l'économie animale, et que, à part quelques exagérations, elles rendent d'immenses services à l'humanité.

Dire qu'elles conviennent dans toutes les maladies, dans tous les cas, serait aussi absurde que de nier, d'après leur nature ou leur composition, leurs effets puissants sur les divers organes et sur les fonctions qui leur sont propres.

Les travaux de Bordeu, de Chomel, d'Alibert, de Patissier, de Boutron-Charland, de Longchamp ; les observations de Lucas, de MM. Bertrand, Petit, et tant d'autres hommes aussi éclairés que consciencieux, n'offrent-elles pas les garanties les plus puissantes, et n'indiquent-elles pas les résultats qu'on a évidemment obtenus, et ceux que l'on est en droit d'en attendre ? Mais l'essentiel, dans l'état actuel de la science, c'est de préciser l'emploi de chaque espèce de ces eaux : c'est ce que nous allons essayer de faire.

Bien long-temps avant que l'inspection de l'établissement thermal de Saint-Nectaire nous fût confiée, nous avions, comme nos confrères du Puy-de-Dôme et des départements voisins, envoyé un grand nombre de malades à ces eaux, que l'analyse de M. Berthier, membre de l'Institut, celle de MM. Boulay, Henry père et fils, chimistes distingués de Paris, ont placées au premier rang des eaux alcalines chaudes.

S'il ne s'agissait que de citer le chiffre des malades qui se sont rendus à l'établissement, le bien que ces eaux ont produit, les nombreuses cures qu'elles ont opérées dans les maladies lymphatiques, rhumatismales, cutanées, graveleuses, etc., notre tâche serait aisée. Les faits, sans parler de ceux qui nous appartiennent, ne manqueraient pas, et nous invoquerions, si on pouvait douter de leur authenticité, le témoignage de M. Lavort, directeur de l'Ecole de médecine de Clermont, de MM. Fleury père et fils, Pourcher frères, Tixier, Peghoux, Sersiron, Nivet, Lizet, Bonnabaud, Sadourny, Pénissat, Pélissière, etc., tous professeurs ou praticiens distingués qui, depuis la découverte de ces thermes, les ont non seulement conseillés à leurs malades, mais encore pour la plupart d'entre eux en ont fait usage.

Mais cette manière brève de procéder pouvant peut-être suffire au plus grand nombre, qui ne juge ordinairement que par les résultats, ne contenterait pas les hommes réfléchis, parce qu'ils tiennent à savoir si les douleurs qu'éprouvent les autres malades ont quelque analogie avec les leurs, et s'ils pourront y trouver le même soulagement, la même guérison.

C'est donc pour satisfaire ces derniers que nous raconterons ce que nous avons observé et recueilli de plus complet.

Avant de parler de l'analyse des eaux de Saint-Nectaire et de l'opinion des médecins qui ont bien voulu s'en occuper, il nous paraît important de faire connaître le pays au milieu duquel elles se trouvent.

La topographie de Saint-Nectaire du savant professeur de botanique et de minéralogie, M. Lecoq, ne laissant rien à désirer, nous allons l'exposer dans cette Notice. Qu'il nous soit permis, avant de commencer, de lui témoigner ici toute notre gratitude pour l'obligeance qu'il a mise à nous communiquer son travail.

NOTICE

SUR

LES EAUX MINÉRALES

ET MÉDICINALES

DE SAINT-NECTAIRE.

Saint-Nectaire.

Les violentes convulsions auxquelles le Mont-Dore doit
son origine, ont produit sur tous ses environs des disloca-
tions plus ou moins étendues, des fentes ou des fractures du
sol primordial, que les eaux ont ensuite agrandies. Telle
est l'origine de toutes ces longues vallées qui naissent vers
son centre, et qui vont se perdre dans la plaine; telle est
également celle de quelques vallées secondaires, qui viennent joindre les grandes lignes d'écartement, et former
cet ensemble si curieux, ces innombrables inégalités de
terrain, qui rendent l'Auvergne si pittoresque et si remarquable sur presque tous ses points.

Une petite vallée située au pied des longues pentes du
Mont-Dore, et à près de 40 kilomètres de Clermont, serait
sans doute restée perdue au milieu de toutes les autres,
sans les nombreuses sources minérales qui ruissellent sur
ses flancs; c'est la vallée de Saint-Nectaire, si connue des
habitants de l'Auvergne, et dont la réputation, quoique
étendue d'ailleurs, n'est pas en rapport avec son mérite.

C'est ce petit coin de l'Auvergne que nous allons essayer

de décrire, en conduisant le voyageur à ses sources salutai-
res, à ses riantes promenades, à ses cascades étagées, et
aux ruines de ses anciens édifices.

CHAPITRE Ier.

Route de Clermont à Saint-Nectaire.

Si l'on voyage à pied, on peut atteindre Saint-Nectaire
par des routes très-différentes, et toutes plus pittoresques
les unes que les autres; mais ce n'est pas ainsi qu'y vont
ordinairement ceux que leur santé appelle aux sources
thermales; il est plus commode d'y arriver en voiture, et
dans ce cas le meilleur moyen, et peut-être le seul, est de
passer par Veyres, Plauzat, Champeix, Montaigut, Verrières et Sailhens; de Clermont, c'est donc la route d'Issoire qu'il faut prendre, et suivre pendant plus de trois
lieues. Dès la sortie de la ville, commencent les sites pittoresques de cette longue avenue, qui met en communication le chef-lieu du département, avec celui du plus
curieux de ses arrondissements. En effet, la route d'Issoire se compose d'une série de tableaux qui mériteraient
d'être habilement retracés, et qui le seraient sans doute
depuis long-temps, si la vallée de l'Allier était, comme
celle du Rhin, traversée par un chemin de fer et par un
concours nombreux de voyageurs.

On doit dire cependant que, si la route offre quelque
agrément par l'inégalité de son sol, elle a, sous le rapport
de l'art, besoin de nombreuses corrections, qui déjà sont
commencées, et qui, sans la rendre monotone, faciliteront
beaucoup son parcours.

Le volcan de Gravenoire, en répandant sa lave, a envoyé son plus large courant barrer le passage, et former

les premières côtes qu'il faut franchir en sortant de la ville. Partout cette coulée est couverte de vignes soigneusement cultivées. On les traverse, puis on descend brusquement dans une large vallée, où l'on passe le petit pont d'Aubières. Rien n'est plus frais au printemps que ces jolies prairies, qui s'étendent à perte de vue de tous côtés, ombragées partout de saules, qui entretiennent là une fraîcheur continuelle, et favorisent le développement de ces fleurs aux mille couleurs qui émaillent les pelouses à travers lesquelles on marche quelques instants. On monte, on descend encore, et après quelques ondulations on arrive au Petit-Pérignat, hameau de peu d'importance, où coulent de belles eaux.

Près de là et sur la droite, s'élève la montagne de Gergovia, que l'on côtoie pendant long-temps. Ses pentes sont couvertes de vignobles, qui s'élèvent jusqu'aux noirs rochers que le fier Vercingétorix teignit du sang romain, et dont la couleur sombre contraste avec la blancheur du sol qui les entoure et les vieux noyers qui verdissent déjà pour le cacher. Çà et là des cerisiers dispersés sur la croupe de la montagne y fleurissent par étages, et abandonnent au souffle du printemps ces pétales d'un blanc de neige qui autrefois allaient flotter sur les eaux du lac. Car, en face de Gergovia, à votre gauche, vous apercevez Sarliève, habitation située au milieu d'une plaine fertile, dont l'industrie garancière cherche aujourd'hui à s'emparer. Il y a quelques siècles, un grand lac en occupait toute l'étendue. Ses rives, couvertes de joncs et de roseaux, s'étendaient jusqu'au pied de la montagne, qui s'avançait comme un promontoire au milieu des eaux. Le lac était anguleux, et étendait encore ses eaux au-delà de Gergovia, où ses flots ont amoncelé des sables, qui forment aujourd'hui une couche très-épaisse. Un large fossé qui sert d'écoulement pour les eaux de la plaine, dessécha cet ancien lac, et cette opération industrielle rendit à la culture une belle partie de la

Limagne. C'est un beau spectacle que ce bassin de Sarlière,
quand les blés ont laissé sortir leurs épis, et qu'on les voit
onduler au loin, comme les vagues du lac qu'ils ont rem-
placé. Mais déjà vous avancez sur cette route d'Issoire,
laissant à droite la riante vallée de Chanonat avec ses prairies couvertes de fleurs, ses bosquets, ses vergers et ses
coteaux chantés par Delille.

Ensuite c'est la montagne de la Serre et cette longue
traînée de basalte, qui descend en trois nappes superposées
du puy de Nadaillat, qui tantôt s'étale et s'élargit, et qui
ailleurs ne forme plus qu'une crête amincie, où passe le
chemin de Chanonat à Saint-Amant. A son extrémité, on
voit le Crest, village bâti sur une éminence basaltique, dans
une position très-pittoresque, et dominé lui-même par les
ruines de son vieux château.

On découvre au-delà la belle vallée de Saint-Amant et
la ville elle-même, au pied des coteaux qui forment le soubassement des montagnes de l'ouest. Elle est bâtie, comme
Saint-Saturnin, qui n'en est séparé que par une avenue
de vieux tilleuls, sur la lave des puys de la Vache et de Las-
solas, masse énorme qui, sortie des montagnes ignivomes,
à couru, comme un fleuve de feu, dans toute la vallée,
fermant dans sa marche le bassin d'Aydat, dont elle a fait
un lac, et s'arrêtant, refroidie, à Tallende, que vous voyez à
peine, quoique plus près de vous que Saint-Amant, car il
se cache dans une forêt de noyers et d'arbres fruitiers. Près
de là, s'échappent ces belles sources limpides que l'on trouve
en Auvergne à l'extrémité de toutes les coulées de lave, et
qui répandent la vie et l'abondance sur le sol qu'elles peuvent arroser.

On ne se lasse pas, dans cette partie de la route, d'admirer
au loin tous ces villages, tout ce luxe de la nature dans la
décoration des campagnes, et cette lutte continuelle d'une
population laborieuse, sur un sol fertile à la vérité, mais

qui a besoin cependant d'être constamment excité pour produire de quoi nourrir ses habitants.

On traverse des prairies couvertes de saules, quelques chènevières, puis, cette fois, c'est à gauche que se déroule le tableau que vous allez admirer. C'est l'Allier qui, dans les larges sinuosités de son cours, corrode la base du puy de Saint-Romain, montagne déchirée par de profonds ravins et couronnée de magnifiques prismes basaltiques; c'est le village des Martres, qui se détache sur un fond de verdure, au milieu de ces riches vergers qui attirent tous les ans les fruitiers de la capitale; c'est le puy de Corent avec sa croupe scoriacée, dont la teinte rouge et ferrugineuse rappelle encore l'ancienne incandescence, et souvent ce sont ces vapeurs onduleuses qui s'élèvent de la surface de l'eau, et qui, voilant les objets comme un léger brouillard, les éloignent, les rapprochent ou les grossissent, selon la position de l'observateur et l'état de l'atmosphère.

On ne jouit pas long-temps de l'aspect de ce paysage, car la route descend assez rapidement, et vous conduit, à l'ombre des noyers, jusqu'à Veyres, chef-lieu de canton, et la plus populeuse des communes rurales du département. C'est près de Veyres que se trouve le puy de Marmant, célèbre dans toute l'Europe par les belles mésotypes qu'il a fournies aux cabinets des minérologistes; c'est près de là que s'élève aussi le puy de Monton, un des plus riches panoramas de cette belle Limagne. Un grand village est bâti sur ses flancs, et offre encore plusieurs de ces habitations souterraines que le pauvre creuse sous un sol tufacé et qui n'offre pas, à cet égard, une complète sécurité. Au-delà de Veyres, on longe quelque temps la montagne de Corent, que l'on a à sa gauche, et l'on y voit disposées en gradins les vignes qui donnent un vin blanc dont la réputation ne peut recevoir aucune atteinte dans tout le département du Puy-de-Dôme, aussi se consomme-il entièrement en Auvergne. Au-dessous de Veyres, on exploite du plâtre. Sur la mon-

tagne même, dont la surface supérieure est entièrement cultivée, on rencontre souvent des médailles, des haches de
pierre et une foule de petits instruments qui attestent, sur
ce point, l'existence d'un ancien camp ou d'une ville gauloise.

Il faudrait voyager à pied et sans se presser pour visiter
en détail toutes ces curieuses localités ; mais la voiture vous
emporte et vous passez rapidement sur un petit pont sans
eau, que l'on nomme avec raison Pont-tari, quoiqu'il serve
quelquefois d'écoulement aux eaux de la Narce, vaste prairie qui en est voisine ; puis vous prenez tout d'un coup la
route départementale de Champeix, qui, pendant long-
temps, est tracée presque horizontalement au milieu d'une
plaine cultivée. On arrive à Plauzat, fort village bâti au
pied d'une large montagne à sommet volcanique, qu'on
laisse à droite et que l'on connaît sous le nom de puy de
Barneire. On n'a plus qu'une lieue à faire pour arriver à
Champeix, où l'on descend rapidement.

C'est une petite ville de 1,500 âmes, dont la majeure
partie est construite sur le terrain granitique, et le reste sur
la lave du volcan de Tartaret, qui passe à Champeix pour
se rendre à Neschers. La Couze, jolie rivière que nous allons suivre jusqu'à Saint-Nectaire, anime et vivifie la petite
vallée où la ville est bâtie. On voit encore debout les ruines du château des anciens seigneurs sur une petite montagne granitique. Ce château, qui était un des plus forts de
l'Auvergne, fut assiégé sous le règne de Louis XIII, et ne
put être pris que par famine. Il fut démoli, comme beaucoup d'autres, par ordre du cardinal de Richelieu.

Champeix était jadis le siége du marquisat de Tourzel,
qui faisait partie du comté d'Auvergne, et était divisé en
deux paroisses avant la révolution. Celle de Saint-Jean
desservait la partie haute de la ville, et avait son église construite sur un monticule. Cet édifice, qui tombe en ruines,
conserve encore dans son clocher quelques cloches avec

lesquelles on essaie de carillonner les jours de fête. Toutefois ceux qui ont entendu les carillons de la Belgique et du du nord de la France, pourront se dispenser du carillon de Champeix, et je leur conseille même de l'éviter autant que possible. L'artiste, dans une grande fête, monte auprès des cloches, et leur distribue à profusion des coups de marteaux qui produisent tout l'effet dont elles sont capables. Le bourg proprement dit, ou la partie basse, formait la seconde paroisse.

Au sud de la ville, en cotoyant la Couze, on voit à sa droite un coteau vignoble dont la culture étagée atteste le travail des habitants. De petits murs soutiennent la terre péniblement recueillie, et la vigne y prospère comme dans tous les lieux rocailleux et bien exposés.

Cette colline, qui occupe en partie l'espace qui sépare Champeix de Montaigut-le-Blanc, présente une structure très-singulière. Sa base appartient encore au terrain tertiaire de la Limagne ; puis à une grande élévation, au-dessus du lit actuel de la rivière, on trouve une couche épaisse de cailloux roulés presque tous basaltiques, qui prouvent que la vallée était autrefois moins profonde et qu'une rivière considérable y conduisait ses eaux. Ce même lit de rivière se retrouve à Montaigut, sous l'église, dans la partie haute de Champeix, se prolonge jusqu'à Neschers, et même jusqu'à Coude, où la Couze vient verser ses eaux dans l'Allier ; il atteint quelquefois 300 mètres au-dessus du niveau de cette rivière, dont il suit le cours partout, comme pour nous démontrer que cette petite rivière, qui prend sa source à la base du Mont-Dore, recevait autrefois des eaux très-abondantes, et n'était autre chose qu'un torrent rapide alimenté par les orages et les pluies électriques qui accompagnaient presque toujours les grandes éruptions volcaniques. Au-dessus de ces galets, qui forment un lit puissant dans la vallée, se présente une couche encore volcanique, mais d'une nature bien différente : c'est un fragment de coulée volcanique, composée entièrement de cendres grises et ponceuses, agglutinées, et au milieu desquelles se trouvent enchâssés d'énormes blocs d'une roche que l'on nomme trachyte, et dont les variétés assez nombreuses appartiennent toutes aux roches escarpées des vallées du Mont-Dore. C'est une chose singulière de voir des masses qui pèsent plusieurs milliers de kilogrammes gisant à la surface du sol, évidemment transportées de très-loin et conservant tous leurs angles; pas un n'est émoussé : au lieu d'avoir été portés par l'eau et de s'être arrondis comme les galets sur lesquels ils reposent, ils ont été charriés au milieu de cendres délayées dans une de ces éruptions boueuses si communes pendant les éruptions du Mont-Dore, et auxquelles leur densité permettait d'emporter comme des liéges flottants des quartiers de rochers tout entiers. En effet, on retrouve sur plusieurs points cette singulière coulée avec tous ses gros blocs, démantelés et séparés par le temps et les pluies des matières pulvérulentes dans lesquelles ils étaient empâtés. On remonte la marche de ces courants jusque vers le centre du Mont-Dore ; on descend leur cours jusque sur les bords de l'Allier, et même au-delà, car le lit de cette rivière n'était pas même creusé quand ce torrent de boue et de rochers descendit du Mont-Dore pour s'arrêter dans la Limagne.

La plaine de Saint-Julien est située derrière le coteau volcanique dont nous venons de parler. Elle est entourée de plateaux. C'est un pays vignoble dont les habitants ont creusé de vastes caves sous les couches de cailloux roulés que nous avons signalées tout-à-l'heure. La voûte est faite naturellement, et il suffit d'enlever du sable pour obtenir d'excellents celliers, dont l'étendue peut être très-considérable.

Montaigut-le-Blanc est un pauvre village dont les maisons et les jardins se superposent jusqu'aux ruines d'un vieux château qui les domine. De là, d'une petite esplanade qui est devant l'édifice, l'œil mesure avec effroi l'escarpement du rocher granitique qui se continue avec une des faces du château au-dessus d'un précipice affreux.

On ne traverse pas Montaigut pour aller à Saint-Nectaire; on passe au pied, et c'est là que l'on quitte la route de Besse pour s'engager, entre des roches granitiques, dans une petite vallée que la Couze s'est creusée par un long travail. Le chemin est loin d'être bon, mais enfin une voiture à quatre roues peut encore essayer la traversée. C'est une très-jolie promenade que de remonter ainsi le cours de la rivière dans des points où elle est profondément encaissée, et où elle accompagne constamment la lave du Tartaret. Ses eaux rapides s'écoulent sous l'ombrage des aulnes et des peupliers; des pins à tiges élancées, à écorce rougeâtre, s'échelonnent au-dessus de son lit, sur des pentes très-escarpées; les masses de granite et de laves qui se détachent des montagnes viennent s'arrêter dans le lit de la Couze et font obstacle à ses eaux, qui bondissent bientôt, s'élancent, blanchissent et s'apaisent pour recommencer encore, et offrent chaque fois quelques détails nouveaux ou inaperçus du beau tableau que l'on a sous les yeux. Des plantes fleuries sont souvent suspendues aux fentes du granite, et leurs longues girandoles cachent la nudité du rocher. Le papillon Sylvain, aux ailes azurées; le Mars, avec ses couleurs irisées; l'Aurore, dont les teintes sont si vives que ses ailes paraissent incandescentes, voltigent sur les arbres ou suivent le torrent, tandis que d'élégantes zygènes, nuancées de toutes les teintes du bronze et du carmin, se posent nonchalamment sur les têtes fleuries des scabieuses ou des centaurées. Ailleurs, ce sont des légions de fauvettes ou de linottes qui cherchent à dominer par leurs chants le murmure de la rivière, ou bien c'est le merle à plastron qui reste immobile sur un rocher couvert de mousse. Partout ce sont des harmonies différentes, des scènes de la nature qui sont toujours d'autant plus belles, que les

2

lieux sont plus sauvages et moins soumis à la puissance de l'homme.

Vous passez un ruisseau affluent de la Couze, sur un vieux pont de pierre à une seule arche presque ogivale et vous avez en face, sur le sommet d'une crête granitique, la tour de Rognon, qui servait autrefois de point d'observation. Un peu plus loin, sur le même plateau, vous laissez à droite, sans même l'apercevoir, la commune de Grandeyrol, la moins populeuse et la plus pauvre peut-être du département du Puy-de-Dôme.

Le village de Verrières est encore dans la vallée que vous suivez, et dans une position très-curieuse sur le bord de la Sioule. La lave a été profondément entamée par les eaux, qui ont mis à nu sa structure basaltique, et quelques prismes ébauchées forment le soubassement d'une belle pyramide de lave scoriacée qui s'élève comme un obélisque du fond de la vallée, près du pont qui met Verrières en communication avec la route. Un lierre séculaire couvrait ce rocher volcanique; il y a quelques années, ses longs rameaux embrassaient toutes ses anfractuosités, et sa verdure permanente semblait vouloir cacher la teinte noire et enfumée que le feu avait laissée imprimée sur toutes ses faces : mais rien n'est éternel sur la terre, et l'on ne voit aujourd'hui que ses branches desséchées, qui forment encore un réseau sur la lave. Il y a cependant encore à Verrières plusieurs lierres remarquables par leur âge et leur étendue.

Saillens est le dernier village que l'on rencontre. Quelques pauvres maisons le composent; il est aussi bâti sur la lave, et ses caves sont creusées dans les cendres volcaniques sur lesquelles le courant s'est épanché. On y voit une jolie cascade formée par la Couze, qui tombe d'environ 6 à 8 mètres seulement, dans un cirque creusé dans la lave, mais la nappe d'eau, assez large pour couvrir en entier l'escarpement du rocher volcanique, produit un fort bel effet, surtout si le petit moulin placé près de la cascade a fermé

sa vanne, et fait jaillir une large gerbe écumante qui lutte
de blancheur avec la cascade elle-même. De là à Saint-Nectaire on ne rencontre plus rien qui soit digne de fixer l'attention, si ce n'est la masse imposante du puy d'Eraigue,
que l'on a toujours devant soi. On abandonne la rivière
pour remonter le cours d'un de ses affluents. On entre de
nouveau dans une petite vallée granitique, et là sont les
premières sources de Saint-Nectaire, celles qui ont déter-
miné la construction de plusieurs hôtels où le voyageur
peut se loger commodément.

CHAPITRE II.

Saint-Nectaire.—Son église.—Ses pétrifications.

Au premier abord, les environs de Saint-Nectaire paraissent tristes et sauvages, mais après quelques jours on recon-
naît que l'on se trouve placé dans une localité si intéressante
sous tous les rapports, si rapprochée de sites admirables,
si pittoresque, que les idées sont bientôt complétement
changées. On se plaît à ces charmantes promenades, dans
un des plus beaux points de l'Auvergne, et les journées
s'écoulent avec rapidité. Plus rapproché de la plaine que
le Mont-Dore, Saint-Nectaire est moins exposé aux vicis-
situdes de l'atmosphère; la température est plus égale, les
transitions moins brusques, et les beaux jours plus fré-
quents. Ses eaux ont une composition toute différente, et
s'échappent des roches granitiques dont toute la vallée
est formée. Le village de Saint-Nectaire est à un quart de
lieue des premières sources, et tout l'espace qui existe entre ces deux points de la vallée est couvert de filets d'eau
minérale, qui sortent par toutes les fissures du granite, et
qui ont tapissé les versants de ce vallon de dépôts de tra-

vertin, ou chaux carbonatée concrétionnée. Le sol est tellement imprégné de tous les sédiments de ces sources, que les plantes maritimes, trompées par les matières salines que les eaux y déposent, se retrouvent égarées dans cette petite vallée, perdues au milieu des terres, sans qu'on les retrouve sur un point. intermédiaire entre celui-ci et les bords de l'Océan : fait bien remarquable quand on réfléchit aux moyens que la nature a employés pour disséminer ainsi les plantes dans des localités choisies.

Rien n'est plus curieux que les dépôts que forment journellement ces eaux singulières; elles abandonnent de la silice, du fer hydraté, du carbonate de chaux sous toutes les formes imaginables, laissant cristalliser de belles aiguilles d'arragonite, qui tapissent d'admirables géodes. Tout cela se fait dans les conduits souterrains qu'elles parcourent, dans les roches qu'elles peuvent pénétrer, à la surface même du sol, dans toutes les cavités qu'elles peuvent atteindre; mais là, on voit opérer la nature, on voit naître et cristalliser ces minéraux, dont on ne comprenait pas autrefois l'origine, que l'on attribuait à des causes particulières qui ne se montraient plus sur notre planète, et cependant ce sont de simples eaux qui, les déposant sous nos yeux, nous prouvent ainsi que les moyens du Créateur sont toujours les plus simples et les mieux appropriés au but qu'il se propose.

Si, au lieu de suivre la vallée, on va à Saint-Nectaire par le plateau de granite couvert de lave qui le sépare des bains, on remarque au-dessus des bains de Boëte un *dolmen*, ou autel druidique parfaitement conservé. Ces anciens témoins de la religion gauloise ne sont pas rares aux environs des bains : on en retrouve au terroir de Perney, dans la prairie de Sailles, vis-à-vis, et sur la montagne de Châteauneuf.

L'Église de Saint-Nectaire.

Cette église est fort belle. Elle occupe le sommet d'un petit monticule, où se trouvait placé le château, qui fut détruit en 1827. Ce monument remarquable a été parfaitement décrit par M. Mallay, architecte, à Clermont, dans son ouvrage sur les églises romanes et byzantines.

Il est fâcheux que l'intérieur de cet édifice ait été si horriblement barbouillé. Je ne pense pas que les sauvages des îles les plus reculées de l'Océanie, puissent montrer moins de goût dans la peinture de leurs hideuses idoles, et l'on ne comprend pas comment une commune, munie d'un maire et d'un curé, peut subir une semblable profanation.

Les Pétrifications.

Comme nous l'avons déjà dit, toutes les sources de la vallée déposent du carbonate de chaux, et incrustent les rochers. On a profité très-habilement de cette propriété, pour obtenir des empreintes, des camées en albâtre, des bas-reliefs, etc.

Il y a quelques années, des fouilles firent découvrir d'anciennes constructions que le dépôt des eaux avait recouvertes. On y remarqua des cuves rondes ou carrées, des aquéducs, de nouvelles sources très-chaudes et très-abondantes. On fit beaucoup de conjectures sur ces constructions : selon l'usage, on les attribua aux Romains, et en définitive, on ignore encore leur destination, quoique, selon toute apparence, elles aient fait partie d'un établissement industriel. Toutefois, cette découverte donna lieu à une remarque importante, c'est que les sources que l'on venait de mettre à nu déposaient une grande quantité de carbonate de chaux, et recouvraient promptement les objets que l'on exposait à leur action. En effet, on remarque cette propriété incrustante sur tous les points de la vallée ; chaque filet d'eau forme une traînée blanche, qui se distingue de loin ; les plantes qui végètent près des fissures du rocher, sont bientôt recouvertes par la même substance, et souvent divers coquillages, qu'une démarche trop lente empêche de se soustraire promptement à leur action, se trouvent pris par le dépôt calcaire, et présentent le singulier phénomène de fossiles vivants. Sans le ruisseau qui traverse la vallée, et qui a dû emporter l'incrustation calcaire à mesure qu'elle s'est formée, elle serait comblée depuis long-temps.

On ne tarda pas à utiliser le dépôt de ces eaux, et divers objets exposés à leur action se couvrirent en peu de temps d'une enveloppe pierreuse, remarquable par sa cristallisation et par l'éclat que présentaient à la lumière les facettes nombreuses dont elle est formée. Des fruits, des artichauts, des chardons couverts de cristaux, furent bientôt exposés à la curiosité des voyageurs. Une source, surtout, offrit de magnifiques produits, et une grotte assez spacieuse, permettait d'y placer un grand nombre d'objets. Une autre source fut découverte, et un bâtiment destiné aux incrustations fut bâti sur les lieux mêmes. L'eau calcarifère arrive par les parties supérieures, et se dirige ensuite sur les moules distribués dans les étages inférieurs. Une société s'est organisée pour l'exploitation industrielle des incrustations de Saint-Nectaire, et les sociétaires s'occupent avec zèle de perfectionner leurs produits. L'Auvergne, grâce à leurs soins, pourra bientôt rivaliser avec la Toscane, pour les médailles, les camées et les bas-reliefs que produisent en abondance les bains de Saint-Philippe. Des moules très-nombreux ont été pris sur les meilleures médailles, sur des plâtres justement estimés, et le dépôt des eaux, se moulant sur les traits les plus délicats, les reproduit avec la plus grande fidélité. On a su profiter avec discernement des différents tons de couleurs que présente telle ou telle

source, et l'on est déjà parvenu à varier à volonté la
teinte des objets.

Tantôt les surfaces prennent le poli du marbre ou de l'albâtre, tantôt des cristaux brillants s'étendent en une couche légère, qui suit tous les contours sans altérer les formes.
Rien n'est plus curieux que de suivre ce travail de la nature, à laquelle l'art vient adroitement s'associer, et qu'il
dirige à son gré. Nous recommandons aux personnes qui
visiteront Saint-Nectaire de ne pas oublier la grotte
des incrustations. Les étrangers y verront les traits des
grands hommes de tous les siècles et de toutes les na-
tions, et l'habitant de l'Auvergne se félicitera de voir son
pays doté d'une nouvelle branche d'industrie, à laquelle
de prochains perfectionnements donneront une certaine
importance.

CHAPITRE III.

Le Puy d'Éraigue.—Les Grottes du Mont Cornadore ou de Châteauneuf.

Le Puy d'Eraigne.

En face des bains de Saint-Nectaire d'en bas, s'élève le
puy d'Eraigue, montagne fort curieuse et en partie volcanique. Un granite à petits grains lui sert de soubassement,
et forme une large croupe, sur laquelle les phénomènes
volcaniques se sont manifestés. Une couche de basalte re-
couvre, comme un vaste chapeau, la roche primitive, et le
puy d'Eraigue eût certainement conservé la forme d'un
dôme aplati sans une éruption de lave, qui sans doute a été
le dernier paroxisme qui s'y est manifesté. Un rocher composé de prismes basaltiques, fait saillie au-dessus du dôme.
Sa roche est encore très-dure, sonore; ses prismes sont

gros, irréguliers, et présentent des escarpements. Au-dessous
de ce faisceau basaltique, le sol est bulleux, scoriacé, et offre
tous les caractères d'un point d'éruption; aussi, ne peut-on
douter que le puy d'Eraigue n'ait été volcan lui-même lors
de l'épanchement général des terrains basaltiques. Aujour-
d'hui ses pentes sont couvertes de gazon, de fleurs, de
verdure; un bois de pins cache la nudité de ses rochers; des
chèvrefeuilles et des rosiers sauvages se sont emparés des
laves refroidies; le genêt étale jusqu'au sommet des prismes ses corolles dorées; la potentille des rochers y laisse
éclore ses fleurs d'un blanc de neige, comme pour contraster
avec la couleur noire du basalte. Ailleurs, ce sont les épis
purpurins du *Trifolium rubens*, les grappes unilatérales
de la digitale pourprée, et les fleurs bleues des véroniques
et des polygales. C'est ainsi que la nature varie à son gré
tous les points de la terre, elle pour qui le temps n'est rien,
et qui, ayant ainsi à sa disposition un élément qui nous
manque toujours, produit tant de merveilles, tant de mu-
tations sur le globe que nous habitons. C'est une promenade très-agréable que de s'égarer dans la foule de petits
sentiers qui traversent les pins du puy d'Eraigue, mais les
abords sont difficiles, la pente escarpée, et l'on mérite réel-
lement, pour tant de fatigues, la vue sauvage et pittoresque dont on jouit de son sommet.

Les grottes de Châteauneuf ou du mont Cornadore.

Quand on est à Saint-Nectaire, d'en haut, on aperçoit à
une petite distance, sur le sommet d'une montagne, quelques ouvertures qui paraissent creusées de main d'homme
et qui, en effet, sont le résultat d'un travail long et pé-
nible; on y monte facilement, marchant d'abord, comme
au puy d'Eraigue, sur un sol granitique, que l'on quitte
avant d'arriver au sommet, pour reconnaître tous les in-
dices d'un centre d'éruption volcanique. Comme au puy

d'Eraigue, des masses de laves scoriacées, des matières
pulvérulentes, quelques bombes ou noyaux volcaniques,
quoique très-rares, tout indique là un centre d'action qui
devait agir en même temps que les autres points volcaniques de la contrée. Un fait fort curieux, c'est la présence
d'un petit filon de basalte schisteux dans toute son étendue et qui se dirige sur le sommet de la montagne. C'est
un petit dyke bien caractérisé et fort mince, composé
de petits prismes de formes très-variées, qui se désa-
grégent très-facilement, si bien que l'on y trouve des prismes de basalte qui ressemblent quelquefois à des lames de
couteau, tant ils sont minces et aplatis. La masse prin-
cipale du sommet est formée de scories agglutinées et très-
dures, au milieu desquelles se trouvent pêle-mêle quelques
blocs de lave agglutinés, et qui ont été saisis par la matière
incandescente. C'est dans cette roche que l'on a creusé les
grottes, espèces de caves qui étaient sans doute des dépen-
dances du château construit sur le sommet de la montagne,
et dont il ne reste que quelques fragments de murailles
disloquée. Ces caves étaient en communication avec l'intérieur même de la forteresse; elles communiquaient aussi
entre elles, et présentaient plusieurs cabinets également
creusés dans le roc. Les moutons que l'on voit sur ces
montagnes recueillir quelques brins d'herbe qui ont échappé
aux rayons brûlants du soleil, viennent souvent s'abriter
dans ces cavernes avec le berger qui les conduit. Elles sont
sèches, très-saines et seraient certainement habitables pendant une partie de l'année. Elles seraient une excellente
retraite pour un ermite qui voudrait passer, à Saint-Nectaire,
la saison des eaux. On y jouit d'une vue magnifique, non seulement sur les montagnes voisines, mais aussi sur le groupe
des monts Dore tout entiers. J'ai vu quelquefois, derrière les
coteaux couverts de verdure, et au-delà des prés, que le
printemps décorait de toutes ses fleurs, le Mont-Dore encore
blanchi par les neiges de l'hiver. De là on distinguait au

loin ces plaines glacées, que la lumière du soleil rendait
étincelantes et argentées. Les champs de neige commençaient
à se diviser; des filets d'eau qui s'en épanchaient de toute
part glissaient comme des rubans d'argent sur des plaines
encore décolorées. Et quand le jour baissait, le violet du
lointain, le bleu du ciel, l'azur des glaces, l'aurore et les
teintes rosées du soir et toutes les nuances mobiles que le
crépuscule fait naître, tout passait tour-à-tour sur les pentes abruptes de la vallée de Chaudefour et des hauts pics qui
dominent. Alors l'oiseau du jour cessait ses chants, le ros-
signol commençait son ramage, le sphinx bourdonnant
quittait sa retraite et venait plonger sa trompe dans le nectar
des fleurs. La scène changeait dans la nature : la nuit succé-
dait au jour, le calme à l'agitation, le repos au travail, et
j'abandonnais ces grottes solitaires, d'où je laissais mon
imagination courir en toute liberté.

CHAPITRE IV.

**La Dent-du-Marais. — Le lac Chambon. — Le château de
Murol. — Le volcan de Tartaret et sa coulée. — La cascade
des Granges.**

Une des courses les plus curieuses que l'on puisse faire
aux environs de Saint-Nectaire, est de gagner d'abord le
lac de Chambon, et de suivre ensuite le cours de la Couze,
qui s'en échappe pour conduire ses eaux dans l'Allier. Cette
promenade est longue à la vérité, mais elle offre une multitude de sites admirables, et je n'hésite pas à la considérer
comme une des plus intéressantes que l'on puisse faire en
Auvergne.

Souvent j'ai visité quelques détails des lieux que je vais
essayer de décrire; mais une seule fois, avec quelques

étrangers qui étaient à Saint-Nectaire, j'ai suivi la Couze dans toute son étendue.

Nous partîmes un matin, à cheval, jusqu'au village de Chambon, et nous descendîmes à pied jusqu'à Neschers, en examinant successivement les scènes et les tableaux de la nature qui se déroulaient devant nous à mesure que nous avancions.

Le lac Chambon reçut notre première visite. Cette belle nappe d'eau ne ressemble en rien aux autres lacs du Mont-Dore.

Sa surface azurée n'indique pas une profondeur considérable, comme la couleur noire que présente Pavin ; ses bords n'offrent rien de sauvage, de vertes prairies viennent au contraire les embellir : beaucoup d'arbres sont disséminés sur la pelouse et environnent le village de Chambon, situé à l'une des extrémités du lac. De l'autre côté, s'élèvent le volcan de Tartaret et un rocher escarpé qu'on appelle la Dent-du-Marais. Entre ces deux objets, qui resserrent la vallée, s'étend un bois de hêtres de toute beauté, sous lequel s'écoule la rivière de Couze, aussitôt qu'elle s'échappe de Chambon. Ce lac n'offre rien de régulier ; ses bords sont dentelés ; le terrain suit sous l'eau une pente douce et uniforme. D'un côté le gazon vient jusque sur la rive ; de l'autre, les rameaux des arbres de la forêt s'inclinent jusqu'à la surface de ses eaux. Une île s'élève au-dessus d'elles, et de vieux arbres la couvrent en entier ; leurs racines, continuellement humectées, entretiennent la fraîcheur de leurs cîmes. Plusieurs groupes de végétaux paraissent à côté et annoncent le peu de profondeur du lac. Ce sont des touffes de joncs, des plantes aquatiques, au milieu desquelles on aperçoit déjà quelques plantes ligneuses.

La beauté de ce site, le voisinage du lac et la présence des îles ont fait supposer que l'habitation de Sidoine Apollinaire était sur les bords de Chambon, plutôt qu'aux environs d'Aydat. Selon M. le docteur Bertrand, les ruines du château de Varennes, où nous étions assis, ont été autrefois l'*Avitacum* de Sidoine, cette maison de campagne délicieuse qu'il décrit si longuement, et que sa situation pittoresque lui rendait si chère. Sans chercher d'autres preuves de l'existence de l'ancien *Avitacum* dans ces lieux, nous pensâmes qu'il était difficile de trouver un plus beau site que celui de Varennes, et nous ne le quittâmes qu'à regret pour aller visiter la Dent-du-Marais. C'est un grand rocher, de nature volcanique, qui s'élève au-dessus d'un ancien éboulement. Il semble qu'une coulée de lave ancienne soit sortie de sa base, ou du moins de ses environs, et se dirigeant vers le Tartaret soit venue barrer la vallée et former ce beau lac qui la rend si agréable. Cette roche inaccessible, demeure ordinaire des oiseaux de proie, contraste, par sa nudité, avec la belle végétation qui cache le cours de la Couze. On la distingue de loin au-dessus des longs plateaux basaltiques et des tufs ponceux sur lesquels ils reposent. Nous pénétrâmes ensuite sous les hêtres de la forêt. Il est bien rare de trouver encore, en Auvergne, ces restes majestueux des grands bois qui en couvraient le sol autrefois. Le lieu où nous étions en était pourtant un exemple. L'écorce des hêtres était lisse et leurs troncs s'élevaient comme des colonnes avant de donner des branches. Celles-ci, presque horizontales, croisaient leur feuillage et leurs rameaux, et formaient un toit de verdure que le soleil le plus ardent ne pouvait pénétrer. A l'abri de la chaleur, nous suivions lentement le cours de la rivière, dont les eaux vives fuyaient devant nous, en blanchissant de leur écume les noirs rochers qui s'opposaient à leur cours. Il est bien difficile de peindre la beauté de ces bois de Murol, qui sont si souvent le rendez-vous des promeneurs de St-Nectaire; mais il est à craindre que ce luxe de végétation ne devienne la cause de leur perte. Déjà nous vîmes, sur plusieurs d'entre eux, le signe de la destruction. Les plus beaux doivent être abattus, et bientôt peut-être ces forêts, dont l'ombre protectrice nous abritait alors, ne seront plus que des broussailles, parmi lesquelles quelques troncs élancés lutteront avec peine contre l'ardeur du soleil et l'aridité du terrain. Bientôt, peut-être, un canal artificiel remplacera le cours sinueux de la rivière; les eaux de Chambon s'écouleront, et le lac, desséché, n'offrira plus que des prairies et des terres cultivées. C'est ainsi que l'homme peut à son gré changer l'aspect des lieux: quelquefois il embellit la nature et conserve ses ouvrages qu'elle anéantirait elle-même avec le temps, mais souvent aussi la civilisation diminue la majesté de ces grandes scènes et l'originalité de ces sites sauvages, dont la France n'offre plus qu'un petit nombre d'exemples. Nos réflexions s'appliquaient alors au lac Chambon, dont nous venions de suivre les bords et d'admirer l'ensemble, et à la forêt que nous venions de traverser.

Nous étions très-près de Murol, village bâti dans une charmante position, à la base du volcan de Tartaret. En face de nous, s'élevait son vieux château, masse imposante encore et que déjà nous avions aperçue au-dessus des arbres en descendant à Varennes.

Murol et son Château.

Nous arrivâmes d'assez bonne heure au village de Murol. Ses maisons sont bâties sur la lave qui est sortie du Tartaret. Comme cette lave est très-près de son point d'origine, elle forme plusieurs étages superposés qui rendent le sol très-inégal, et qui ont obligé de bâtir une partie de la commune en amphithéâtre. La Couze a creusé son lit au milieu de cette pierre volcanique; elle a formé un ravin dont elle a poli les parois et dans lequel ses eaux glissent avec rapidité. La forêt descend jusqu'aux premières habitations; plusieurs arbres sont aussi disséminés dans le village, qui est un des plus pittoresques de l'Auvergne. Le château est

complétement isolé ; il est construit sur un monticule composé d'argile et de graviers à travers lesquels un filon de
basalte s'est fait jour. C'est sur le sommet de cette butte
basaltique, escarpée de tous côtés, que fut construit le
château de Murol. On a profité soigneusement de tous ces
escarpements pour asseoir les fondations du corps de la forteresse. Ses murs sont très-épais, comme ceux de tous les
châteaux forts. Sa forme est un polygogne régulier auquel
est jointe une tour ronde qui domine non seulement le château, mais tout le pays des environs. C'est là qu'il faut
monter pour avoir une juste idée des bouleversements que
le feu des volcans a pu produire autrefois. De là on verra
la Dent-du-Marais, son éboulement et tous ces longs plateaux de laves démantelés par le temps, comme la forteresse
d'où on les observe l'a été par la main des hommes. Là on
verra en entier cette plaine brûlée, couverte de la
lave vomie par le Tartaret et de monticules rapprochés
et torréfiés, qui ressemblent à des volcans en miniature.
Là on dominera ces forêts de hêtres que nous avions traversées ; on verra les cratères du volcan, le lac de Chambon,
la gorge de Chaudefour et les pics décharnés qui la cou-
ronnent. On verra les environs de Saint-Nectaire et une
partie de la Limagne dans un lointain vaporeux. Ce spectacle nous fit oublier quelque-temps les ruines qui nous
avaient attirés. A peine avions-nous fait attention aux
cours que avions traversées, aux enceintes du château, et
au sentier rapide que nous avions suivi pour y arriver : les
beautés de la nature effacent dans cet endroit les folies des
hommes, et la citadelle des anciens seigneurs de Murol ne
fixa nos regards qu'après les avoir détachés avec peine des
sites variés qui l'entourent.

Une galerie règne au sommet du château ; on peut en
faire le tour ; elle est cependant dégradée sur un point assez
circonscrit, mais pourtant capable d'empêcher quelques
personnes de s'exposer à traverser ce passage. Elle est gar-

nie d'un parapet dans lequel on a ménagé des mâchicoulis.
C'est de cette galerie qu'on peut le mieux étudier le château. On distingue encore, dans l'intérieur, des apparte-
ments garnis d'armoiries, les prisons, la chapelle et les
cachots. Une petite cour située au milieu de ces ruines nous
offrit des ronces qui couvraient les murailles, et une touffe de
sureau qui ombrageait une espèce de source ou de citerne.
Les murs d'enceinte sont très-étendus et interrompus de
temps en temps par des tours bien conservées. On voit encore des barbacanes près de la porte d'entrée, et la loge du
garde est tout-à-fait intacte. Cependant, quelque étendue
que puisse avoir l'enceinte extérieure, on ne peut supposer, comme le pense Chabrol, qu'elle soit ni qu'elle ait
jamais été assez étendue pour renfermer un lac, des sources
abondantes et des terres cultivées assez grandes pour produire le grain nécessaire à la nourriture de sa garnison. Ces
détails s'accordent parfaitement à Chastel-Marlhac, ancienne forteresse située près de Mauriac, et qui serait le
Castrum Meroliacense, dont parle Grégoire de Tours; c'est
du moins l'opinion émise par dom Ruinart, dès 1699, et
adoptée ensuite en 1739 par dom Bouquet. En effet, quoique
quelques auteurs aient cru retrouver dans Murol ce *Castrum Meroliacense*, dont Grégoire de Tours fait un si pom-
peux éloge, ces deux châteaux forts n'ont de commun que
leur position sur un rocher escarpé, et ce n'est vraisem-
blablement pas Murol qui, en 532, soutint un siége contre
Thierry.

On ignore l'époque précise de la construction de ce château. Robert Chambe-Chevarier en était seigneur en 1223,
et Jean Chambe en 1272. Il n'eut qu'une fille, qui épousa
Guillaume Sam, dit de Murol, qui fut caution au contrat
de mariage d'Anne Dauphin avec Isabelle de la Tour, en 1354.

Le fils de ce Guillaume de Murol fut père du cardinal de
Murol et d'Amblard de Murol, qui vivait en 1406. La sei-
gneurie de Murol appartint ensuite à Dauphine et à Jeanne

de Murol. Cette dernière épousa, en 1455, Gaspard d'Estaing, et eut en partage la terre de Murol, en 1504. Elle
resta long-temps dans la maison d'Estaing, et fut vendue,
par décret du 31 mars 1770, à M. de la Garlaye, évêque de
Clermont. Elle appartient maintenant à la maison de
Chabrol.

La vallée de Tartaret et sa coulée.—La cascade des Granges.

Le Tartaret est peut-être le point de l'Auvergne, où la
force volcanique s'est déployée avec le plus d'énergie.
Elle a produit une large montagne de scories rouges et
contournées, au milieu de laquelle on aperçoit plusieurs
dépressions, qui sont autant de cratères déformés. Sur un
des flancs de cet amas de matières incendiées et incohé-
rentes, on voit sortir une lave noire, compacte, qui descend rapidement dans la plaine qu'elle eut bientôt envahie,
et qu'elle couvre entièrement ; mais, comme on le voit encore de nos jours dans les coulées de matières embrasées
qui sortent du Vésuve et de l'Etna, la surface s'est bour-
soufflée, des dégagements de gaz ont eu lieu, et la lave de
Tartaret est hérissée d'un grand nombre de monticules, que
nous avons déjà pu observer des ruines du château de
Murol. Chacun de ces monticules est un volcan en miniature, qui nous offre des scories de formes variées. Ses
cendres, ses pouzzolanes et ses soupiraux béants, par lesquels s'exhalaient les gaz et les vapeurs qui ont bouleversé
toute leur superficie, tout est resté intact comme au
moment de l'éruption, tout s'est refroidi sans changer
de forme ni d'aspect ; et quand une fois la nappe de matières fondues a cessé de bouillonner et de soulever ses petits
cônes, elle s'est épanchée, comme la Couze, par le point
le plus bas, en suivant toutes deux la déclivité du sol.
Le torrent limpide et le fleuve enflammé ont dès lors
cheminé côte à côte ; l'eau froide provenant de la fonte

des neiges de la vallée de Chaudefour, dut lutter de toute sa puissance, contre une énorme masse de matières en fusion, qui devaient à chaque instant les réduire en vapeurs, et les projeter dans l'atmosphère. La lutte des deux éléments dut être longue et terrible. Et que pouvait d'ailleurs un simple filet d'eau sur plusieurs millions de mètres cubes de lave sortant d'un foyer aussi actif que celui de Tartaret? Aussi la lave occupa bientôt le lit du torrent, se substitua à ses chutes, à ses cascades; elle s'étendit comme un liquide dans les bassins, qui lui permettaient de s'accumuler et de s'y solidifier en nappes presque régulières et horizontales. Tel fut le premier effet de cette grande éruption, qui produisit un torrent de laves de plusieurs lieues d'étendue, et que nous suivions dans toute sa longueur. Mais depuis lors, la rivière a cherché à reprendre son ancienne position; elle a lutté sans cesse contre un obstacle qu'elle n'a pu vaincre, mais contre lequel elle agit sans relâche. Le lieu où l'on peut le mieux apprécier la puissance excessive de l'eau, est la cascade des Granges, située au-dessus du hameau de ce nom et derrière le puy d'Eraigue. La lave est descendue brusquement entre deux montagnes, et l'eau, qui n'avait pas d'autre issue, s'est précipitée en chutes bruyantes sur les aspérités du courant. Elle s'est creusé un canal dont les parois lisses et polies attestent son action séculaire, puis elle tombe et bondit sur les blocs qu'elle a entraînés. Elle remplit des gouffres profonds qu'elle a creusés dans la pierre la plus dure, les déborde pour s'élancer et retomber encore, couvrant ainsi de son écume neigeuse les clochettes bleues de la campanule, les bouquets fleuris de la cardamine, et les cîmes élégantes des renoncules à feuilles d'aconit. Tous les contrastes et toutes les harmonies sont réunies dans ce lieu sauvage, où quelquefois nous cherchions la rivière sous les dômes de verdure qui masquaient son cours. Le frêne et l'érable, l'ormeau et le peuplier, le *prunus padus* dont

les grappes couvrent quelquefois l'arbre tout entier, l'au-
bépine, et de charmantes variétés de rosiers sauvages,
sont étagées sur des flots de laves refroidies, et végètent
avec une vigueur inconcevable, au milieu de la vapeur
d'eau que la Couze répand dans toute sa vallée. Le puy
d'Eraigue, dont nous avons parlé, et les arbres verts qui
le couvrent, dominent toutes les chutes de la cascade des
Granges, et ajoutent encore à son effet. Il faut, comme
nous, avoir visité ces localités dans le mois de mai, pour
se faire une idée de la fraîcheur de la végétation, du
luxe de fleurs et de parfums qui s'y trouvent répandus :
la mousse est encore verdoyante, et forme çà et là des
coussins soyeux sur les rochers; les myosotis élèvent leurs
fleurs d'azur, et forment, avec le populage aux corolles dorées, les groupes les plus riches de couleurs, et les plus
grâcieux par leurs formes; les frondes découpées des fou-
gères se déroulent et s'étendent; la violette y montre ses
dernières fleurs, le papillon aurore vient animer la scène
par son vol rapide et ses ailes orangées, l'adonis, par le bleu
céleste dont il est coloré; et les oiseaux saluent de leurs
chants harmonieux le réveil de la nature et les fleurs du
printemps. Nous aurions voulu pouvoir passer quelques
heures sur le bord du torrent, à l'ombre de tous ces arbres
qui descendent jusqu'au hameau des Granges; mais il fal-
lait suivre notre itinéraire, et nous continuâmes d'accom-
pagner la Couze et la lave du Tartaret, jusqu'au point où
la dernière cessa de s'écouler. Nous rencontrâmes encore
une multitude de petites chutes, mais rien de comparable
à la cascade des Granges. Nous remarquâmes des masses de
laves collées aux roches granitiques qui formaient les bords
de la vallée. Nous vîmes encore Saillnes, Verrières et Montaigut, et nous arrivâmes à Champeix, que nous connais-
sons aussi.

Au-delà de cette ville, la lave et la Couze continuent
leur marche dans une jolie vallée; puis on voit bientôt,

en approchant de Neschers, le courant de lave s'élargir et combler une espèce de bassin. La surface est aride et rugueuse, les blocs sont amoncelés, et quelques noyers, récemment plantés près du village,'peuvent à peine s'y maintenir et se développer.

Neschers est aussi bâti sur la lave, qui bientôt après s'arrête tout-à-coup, et laisse un libre cours à la rivière, qui descend jusqu'à Coude, où elle vient verser ses eaux dans l'Allier.

Nous nous arrêtâmes à l'extrémité du courant de Tartaret. Nous étions descendus insensiblement dans la plaine, car Neschers a ses vignes bien exposées et étagées sur les coteaux. Ce village est placé à l'extrémité d'une des criques que formait autrefois ce grand lac qui couvrait la Limagne. Les argiles rouges, qui presque partout indiquent ses bords, y sont suffisamment développées, et les cailloux roulés, que déjà l'on rencontre entre Champeix et Montaigut, et qui bordent la Couze dans toute sa longueur, prouvent qu'un des anciens cours d'eau qui alimentaient le lac de la Limagne, descendait alors par la vallée qu'a suivie la lave, et passait, avant l'éruption de Tartaret, sur les lieux mêmes où Neschers est aujourd'hui bâti.

H. LECOQ.

CHAPITRE V.

Sources.

A deux mille mètres du village, on trouve six sources principales, qui ont donné à l'analyse les mêmes principes minéralisateurs, mais à des degrés différents de température. Ces sources réunies fournissent ensemble 237 mètres cubes d'eau par 24 heures.

Parmi ces sources, les plus chaudes de la vallée sont celles de la Côte. La première, désignée sous le nom de Boëtte, est située sur la rive droite du ruisseau, à 50 mètres de l'hôtel. Sa température est de 48°,75. Elle fournit 52 mètres cubes d'eau par 24 heures. La seconde, sous le nom de source de la Côte, est à côté de la première ; sa température est de 38°,50. Elle fournit 17 mètres cubes d'eau par 24 heures.

C'est à la température élevée de ces deux sources que l'on doit la guérison d'un grand nombre de maladies chroniques cutanées et rhumatismales réputées incurables, guérison que l'on attendrait long-temps si on n'avait recours qu'aux bains tempérés. L'opinion de M. le docteur Bertrand sur l'emploi des bains chauds et tempérés ne laisse aucun doute à cet égard. (*Recherches sur les eaux du Mont-Dore*, page 137.)

Propriétés physiques.

L'eau minérale de Saint-Nectaire a une saveur salée, mêlée d'un petit goût alcalin qui n'a rien de désagréable. Elle est fortement acidulée par le gaz acide carbonique, dont elle est sur-saturée ; aussi rougit-elle très-sensiblement le papier bleu ; elle ne renferme pas les plus petites traces de gaz hydrogène sulfuré. Lorsqu'on la fait chauffer, elle pétille comme le vin de Champagne, puis elle se trouble et elle devient légèrement alcaline.

Analyse chimique.

Le Conseil général du Puy-de-Dôme, désirant connaître le mérite et l'importance des eaux de Saint-Nectaire, nomma à cet effet une commission composée de M. le docteur Bertrand du Mont-Dore, de MM. de Montlosier, Pénissat et Levoil, qui en firent l'analyse et en rendirent un compte très-avantageux.

Depuis, plusieurs chimistes se sont occupés aussi de ces eaux ; de ce nombre sont : Chomel, Cuel, Carrère, Berzélius, qui soupçonne dans cette eau l'existence des divers sels qu'il a le premier découverts dans celle de Carlsbad, MM. Berthier, Boullay et Henry père et fils. L'analyse de MM. Berthier et Boullay nous paraissant la plus exacte, nous allons faire connaître le résultat de leur travail.

ANALYSE DE M. BERTHIER EN 1820.

Eau, 1 litre.
Acide carbonique libre (1)................. 0,372

	Sels secs.	Sels cristal.
Bicarbonate de soude........................	2,8330	3,1500
Chlorure de sodium	2,4200	2,4200
Sulfate de soude.........................	0,1560	0,3500
Carbonate de chaux......................	0,4400	0,4400
Carbonate de magnésie...................	0,2400	0,2400
Silice....................................	0,1000	0,1000
Oxyde de fer.............................	0,0140	0,0140
	6,2030	6,7140

(1) Le gaz acide carbonique libre est à la source de quatre fois le volume de l'eau.

ANALYSE DE M. BOULLAY EN 1820.

Eau , 1 litre.

Acide carbonique libre	q. ind
Carbonate de soude sec	2,025
Chlorure de sodium	1,762
Sulfate de soude	0,150
Carbonate de chaux	0,325
Carbonate de magnésie	0,300
Silice	0,225
Matière organique , oxyde de fer	0,213
	5,000

La différence qui existe entre ces deux analyses , où se trouvent les mêmes principes , mais en proportion moins forte, tient en partie à ce que M. Boullay a considéré la soude comme étant à l'état de carbonate, tandis que M. Berthier l'a regardée comme étant à l'état de bicarbonate, opinion d'ailleurs très-rationnelle.

On voit, d'après ces analyses, qu'il y a peu d'eaux minérales aussi riches en sels alcalins que les eaux de Saint-Nectaire , et qu'elles doivent agir avec une grande énergie sur l'économie animale. « Elle me paraît être , dit M. Boul-
» lay (*Journal de pharmacie*, page 277, t. 7), l'eau alcaline
» la plus forte de France, et elle doit être beaucoup plus
» active et efficace, sous ce rapport, que les eaux du Mont-
» Dore et de Vichy, par exemple, desquelles elle se rappro-
» che le plus par la nature de la composition.

» La matière animale gélatineuse, qui y existe en pro-
» portion plus forte que dans l'eau de Plombières et dans
» plusieurs de celles où l'on a rencontré un principe ana-
» logue, mérite également de fixer l'attention ; elle en cor-
» rige beaucoup l'âcreté ; elle s'y trouve dans une sorte
» d'état savonneux qui rend l'eau douce au toucher et
» onctueuse. Elle lui doit aussi sa couleur opaline. Cette
» matière gélatineuse doit encore ajouter à son efficacité,
» surtout pour les bains, et la rendre préférable à l'eau du

» Mont-Dore, dans laquelle M. Bertrand n'a rien rencontré
» de semblable.»

« Analogues à celles de Carlsbad, du Mont-Dore et de
» Vichy, dit M. Raige-Delorme, dans le *Dictionnaire*, ou
» *Répertoire général des sciences médicales*, tome 20, page
» 411, les eaux de Saint-Nectaire sont employées dans les
» mêmes cas morbides. L'abondance du principe alcalin,
» qui ne se trouve pas à un si haut degré dans ces derniè-
» res, rend même les eaux de Saint-Nectaire supérieures
» pour les maladies où ce principe est la substance la plus
» efficace.»

« Rapprochées des eaux du Mont-Dore, dit M. Bertrand
» dans son ouvrage, page 494, par la nature et les pro-
» portions des sels à base terreuse, inférieures par leur
» température, les eaux de Saint-Nectaire diffèrent par une
» proportion de sels solubles beaucoup plus forte, et pré-
» sentent ces sels à l'état de carbonate.

» Il est très-probable qu'elles seraient d'une véritable
» utilité contre la gravelle sans altération des organes sé-
» créteurs de l'urine. Il faut, dit M. Magendie, dans ses
» recherches sur les causes, les symptômes et le traitement
» de cette maladie, que les carbonates alcalins soient don-
» nés à une dose assez haute pour saturer complétement
» l'acide urique, sans néanmoins que cette dose dépasse
» douze ou quinze décigrammes en 24 heures ; plus forte,
» continue le même auteur, elle dérangerait les fonctions
» de l'estomac et pourrait occasionner le vomissement.
» Eh bien ! les eaux de Saint-Nectaire contiennent plus de
» trois grammes de carbonate de soude par litre. Elles sont
» douces, onctueuses, ne fatiguent nullement l'estomac,
» augmentent le cours des urines, et on peut en boire,
» sans le plus léger inconvénient, cinq ou six verres cha-
» que matin. C'est, je crois, rendre service à l'humanité
» que d'appeler l'attention des médecins sur une source
» ainsi constituée.»

» La quantité considérable de bicarbonate de soude que
» contiennent les eaux de Saint-Nectaire, disent ausssi
» MM. Patissier et Boutron-Charland, leur donne de l'ana-
» logie avec les eaux de Vichy ; comme ces dernières, elles
» rendent les urines alcalines et ont une action particulière
» dans la gravelle, les catarrhes vésicaux, les affections
» chroniques des voies digestives, du foie, de la rate, etc.»
Elles sont utiles dans la leucorrhée, l'aménorrhée, et
autres maladies de la matrice, les scrofules, les dartres,
les rhumatismes chroniques.

Propriétés médicinales des eaux de Saint-Nectaire.

Après avoir parlé des propriétés physiques et chimiques
des eaux thermales qui nous occupent, il est bon de faire
connaître les cas dans lesquels elles sont spécialement indi-
quées.

Ainsi que nous l'avons vu tout-à-l'heure, en citant l'opinion de plusieurs médecins distingués sur leur nature, les
eaux de Saint-Nectaire, si riches en sels alcalins, possèdent
une propriété éminemment tonifiante, et conviennent surtout contre les maladies qui reconnaissent pour cause une
débilité constitutionnelle, ou une asthénie organique;
elles modifient l'idiosyncrasie générale, en la tonifiant, et
opèrent une révolution dans le tempérament.

Le vice strumeux, appelé en certains pays *rache*, par son
acrimonie, constitue des affections si communes et si rebelles, que le plus souvent, sans cause connue, ou seulement à la suite d'un changement de climat, de saison, à
l'époque de la dentition, de la puberté, d'une grossesse,
à la suite d'un coup, d'une chute, d'une fracture, de cer-
taines maladies telles que la rougeole, la variole, etc., il
se porte sur un ou plusieurs de nos organes, y exerce sa
maligne influence, et produit ordinairement des désordres
fort graves.

Ce vice particulier attaque de préférence les personnes blondes, chez lesquelles le système lymphatique prédomine, qui ont la peau blanche et douce, les chairs molles, les cheveux souples et blonds, sans toutefois que les individus d'un tempérament sanguin, à cheveux bruns ou châtains, soient toujours exempts de ses atteintes. Quoiqu'il règne en tout lieu et dans tous les pays, c'est surtout dans les climats froids et humides qu'il exerce le plus souvent ses ravages. Il se porte, chez les enfants, sur les yeux, les glandes lymphatiques, les glandes du mésentère, et produit le carreau ; chez les adultes, sur les poumons, et occasionne la phthisie pulmonaire ; dans l'âge mûr, sur la peau et les os ; de là les affections cutanées plus ou moins rebelles, les tumeurs blanches, les caries, les difformités, les déviations de la colonne vertébrale, qui cèdent rarement sous l'influence des traitements appropriés.

Tous les praticiens recommandables qui se sont le plus occupés de strumes, et en particulier Kortum, Baumes, Hufeland, Thompson, White, Portal et Salmade, sont unanimement d'avis que les moyens hygiéniques sont les plus importants et les plus efficaces ; que sans ceux-ci tous les autres sont insignifiants. M. Guersent, de Paris, médecin de l'hôpital des enfants, est tellement convaincu de cette vérité, qu'il n'hésiterait pas, dit-il dans le *Dictionnaire de médecine,* page 196, tome 19, à sacrifier tous les agents médicamenteux, sans exception, aux simples moyens tirés de l'hygiène. Parmi ces derniers, se trouve l'air pur et sec, l'exercice et le mouvement, une alimentation tonique, et l'usage des eaux minérales alcalines chaudes, en bains, en douches et en boissons. Aussi est-ce à la réunion de tous ces moyens thérapeutiques que l'on doit les nombreuses cures obtenues à Saint-Nectaire. En effet, peut-on respirer un air plus pur ? peut-on trouver des sites plus pittoresques, des distractions plus nombreuses, et des eaux minérales plus riches ?

L'action énergique des eaux de Saint-Nectaire, leur efficacité contre les maladies lymphatiques, les obstructions
des viscères abdominaux, la leucorrhée, l'aménorrhée
et autres affections de matrice, est si bien démontrée, que
nous pourrions presque dire avec conviction qu'elles agis-
sent d'une manière spécifique. Tel est l'avis des médecins
chimistes qui en ont fait l'analyse, et celui de la plupart de
nos honorables confrères de Clermont, qui les recomman-
dent à leurs malades comme un des meilleurs moyens thérapeutiques.

Mode d'administration.

On peut boire les eaux de toutes les sources ; on commence par un verre et on augmente graduellement jusqu'à
six verres. Quelquefois on est obligé de les couper avec de
l'eau commune ou une tisane adoucissante. Les eaux de
Saint-Nectaire raniment le ton des solides, corrigent les
humeurs vicieusement épaissies, et contribuent à fondre les
tumeurs.

On les donne aussi en bains et en douches. Il y a aussi
des boues qu'on applique avec succès sur les ulcères atoni-
ques et les engorgements scrophuleux.

Transportées avec soins, les eaux conservent leurs propriétés.

La saison commence le 5 juin, et finit le 20 septembre.

CHAPITRE VI.

Observations.

*Surdité, engorgement lymphatique des glandes du cou
et de l'articulation tibio-tarsienne gauche.*

M. A. L***, âgé d'environ 11 ans, d'un tempérament
éminemment lymphatique, après avoir long-temps traîné

une existence languissante, fut conduit à Clermont pour y
réclamer les secours de l'art. M. le professeur Fleury père,
à qui l'on s'adressa, conseilla la tisane de houblon, le sirop
anti-scorbutique, les préparations d'iode et un régime tonique; de poser un séton à la nuque, et de faire des frictions
sur l'engorgement de la jambe avec le pied, avec un lini-
ment composé de :

Huile de camomille. . . . . 65 gram.
Camphre. . . . . 2 *idem.*
Ammoniaque liquide. . . . . 4 *idem.*

de promener le malade en plein air, à cheval ou en voiture; de l'envoyer à Saint-Nectaire pour y prendre les bains
et les douches pendant tout le cours de l'été, ou au moins
pendant un mois.

Une seule consultation ne suffisant pas aux parents de
cet enfant, on fut trouver, le lendemain, le professeur
Tixier, qui conseilla de faire prendre tous les jours une tasse
d'infusion de houblon avec quatre gouttes d'une solution
d'iode pur et d'iodure de potassium dont la dose serait portée jusqu'à 16 gouttes matin et soir;

De faire des frictions matin et soir sur les glandes du cou
et sur l'articulation malade du pied gauche, avec la pom-
made d'iode et d'iodure de potassium ;

De faire prendre deux fois par semaine un bain entier
avec l'iode pur et l'iodure de potassium, de lui laisser faire
le moins d'exercice possible, et de conduire l'enfant à Saint-
Nectaire.

Confié aux soins d'une domestique, cet enfant arriva à
Saint-Nectaire en juillet 1842. La constitution du malade,
l'engorgement des glandes du cou et du pied, nous dési-
gnaient assez l'espèce de maladie que nous avions à com-
battre.

Les eaux furent administrées en boissons, en bains et
en douches sur toute la surface du corps. A l'intérieur, le
malade prenait deux verres d'eau par jour. Plus tard la
dose fut portée jusqu'à six verres.

Le premier jour, on donna un bain à 34 degrés centigrades ; le second la température du bain fut élevée à 42 degrés centigrades, dans le but de donner une forte secousse à cette constitution. Les jours suivants, les bains furent donnés à 30 degrés centigrades.

A la fin de la saison, qui dura 22 jours, le malade, à qui on avait prescrit le plus grand repos, la promenade à cheval ou en voiture, gravissait à pied, au grand étonnement des baigneurs présents à son arrivée, les hautes montagnes qui avoisinent l'établissement. La surdité avait complétement disparu, et les glandes du cou étaient encore un peu engorgées lorsque le malade quitta Saint-Nectaire. Nous ne doutons pas qu'un séjour plus prolongé n'eût dissipé tout-à-fait le peu d'engorgement qui restait.

Leucorrhée ou Flueurs blanches.

Mme ***, âgée de 32 ans, d'une taille au-dessus de la moyenne, d'un tempérament bilioso-sanguin, les cheveux et les yeux noirs, s'était assez bien portée jusqu'à sa vingt-huitième année, quoique cependant elle éprouvât de temps en temps des suppressions partielles de menstrues et un peu d'écoulement blanc dans les trois ou quatre jours qui suivaient les époques périodiques.

En 1841, cet écoulement, d'un blanc laiteux, devint plus abondant et presque continuel ; il s'échappait quelquefois des parties génitales des flocons assez volumineux et ressemblant à du lait caillé. Le linge dont la malade se garnissait était imprégné de cette humeur. Les règles elles-mêmes étaient converties en leucorrhée. Cette matière acrimonieuse occasionnait des rougeurs et des démangeaisons extrêmement vives.

Des langueurs et des crampes d'estomac, des défaillances assez fréquentes et des migraines, semblaient suivre la marche de cette maladie et se montrer surtout lorsque l'écoulement devenait plus abondant. Cette dame, si fraîche les premières années de son mariage, était devenue pâle, étiolée, d'une maigreur extrême et d'une grande apathie. La marche, pour elle, était très-pénible, l'appetit avait disparu et les digestions se faisaient mal.

C'est ainsi que la maladie était arrivée graduellement au point que nous venons de décrire, et qu'après avoir recouru inutilement aux traitements toniques, ferrugineux, aux injections appropriées et aux bains sulfureux, la malade se décida, d'après le conseil de M. Villaret, chirurgien major au 7° dragons, d'aller aux eaux de Saint-Nectaire, où elle arriva le 25 juillet 1842.

Nous eûmes beaucoup de peine à persuader à cette dame, dont la santé était si délabrée et le moral si profondément affecté, que nous parviendrions à la rétablir, si elle voulait nous seconder dans l'emploi des moyens hygiéniques. Nous fûmes assez heureux pour être compris, et dès lors nous lui administrâmes les eaux à l'intérieur, à l'extérieur en bains, à la température de 34 degrés centigrades, en douches et en injections. Au bout d'une douzaine de jours, nous remarquâmes un amendement dans les symptômes : la marche était plus facile et les forces un peu relevées. Nous prescrivîmes alors un bain à 40 degrés centigrades de dix minutes. A la suite de ce bain, il survint une sueur générale très-abondante, et une diminution très-notable dans l'écoulement. Dans la soirée, la malade se plaignit d'un peu de fatigue et l'attribua au bain. Le lendemain nous reprîmes les bains à 34 degrés centigrades, jusqu'au départ. Le vingtième jour, l'écoulement avait complétement cessé, la malade fit une promenade à cheval, qu'elle répéta plusieurs jours de suite, et après un séjour de 35 jours, elle quitta Saint-Nectaire parfaitement rétablie.

Peu de temps après, cette dame, devenue enceinte, est accouchée dernièrement d'un enfant très-fort, et elle offre les signes de la plus brillante santé.

Otorrhée accompagnée de surdité.

Mlle L. R., âgée de 11 ans, d'un tempérament lymphatique, les cheveux châtains et les yeux bleus, fut atteinte,
quelques mois après sa naissance, de cette éruption, si commune aux enfants, qu'on appelle teigne muqueuse ou *rache*. A cet exanthème, qui avait envahi toute la surface du
cuir chevelu, en forme de calotte, vinrent se joindre l'inflammation de la conjonctive et celle du conduit auditif
externe, avec écoulement de matière purulente.

Pendant plusieurs années on vit paraître et disparaître
l'inflammation des yeux et l'écoulement purulent du conduit
auditif, sans résultat fâcheux pour l'enfant. En 1839, il
survint, sans cause connue, et alors même que l'écoulement avait lieu par les oreilles, une altération dans l'ouïe,
altération qui augmentait d'intensité par les temps froids
et humides, et semblait diminuer par le temps sec et chaud.

Après avoir inutilement employé, contre cette infirmité,
toutes les ressources de l'art, on conseilla aux parents de
cet enfant un voyage dans le midi de la France et les bains
de mer. Appelé auprès de la malade pour donner notre
avis, nous insistâmes pour que ce voyage fût mis à exécu-
tion. Des circonstances imprévues ayant fait renoncer à ce
voyage, il fut décidé que l'enfant irait à Saint-Nectaire,
dont les eaux ont une grande analogie avec celle de la mer.

Elles furent administrées intérieurement, à la dose de
deux, trois et quatre verres par jour, et extérieurement
en bains et en douches, promenés sur toute la surface du
corps. Après un mois de séjour, la jeune malade quitta
Saint-Nectaire parfaitement débarrassée de sa surdité.
Avant de publier cette observation, nous avons voulu nous
assurer de l'état de la jeune personne, qui nous a affirmé
n'avoir pas éprouvé la plus légère atteinte depuis, malgré
quelques voyages entrepris par des temps humides et froids.

Chlorose ou pâles couleurs.

Mlle de L*** , âgée de 16 ans, d'un tempérament lymphatique, d'une taille moyenne, mais bien conformée, fut ré-
glée à l'âge de 13 ans. Trois ou quatre mois après la première apparition des règles, la menstruation, qui jusqu'alors
avait été régulière, devint plus difficile, et le liquide excrété
plus pâle et plus séreux.

A cette irrégularité du flux périodique, qui avait occa-
sionné du trouble dans les digestions et quelques tranchées,
succéda la suppression complète. La malade fut alors envoyée à la campagne; on lui conseilla un régime tonique ,
les pilules de Blaud, les pédiluves irritants et l'exercice.

Le séjour qu'elle y fit n'ayant produit que peu d'amélioration, la malade revint à la ville, fit un long usage des
préparations ferrugineuses, telles que les pilules de Vallet,
des pastilles de lactate de fer, etc. Toutes ces préparations
n'ayant pas produit l'effet qu'on en attendait, cette jeune
personne fut envoyée à Saint-Nectaire, par le docteur Pélissière. La constitution de la malade, son air triste et rêveur, la
bouffissure, la blancheur des lèvres, la flaccidité des chairs,
l'œdématie des membres inférieurs, les palpitations, la gêne
de la respiration, quand elle se livrait au moindre exercice,
l'aménorrhée, etc. , tous ces symtômes nous révélèrent une
de ces maladies asthéniques que l'on rencontre si fréquem-
ment chez les jeunes filles.

Nous prescrivîmes l'eau en boissons et en bains, à 40 degrés
centigrades, de 10 minutes. A la suite de ce bain, il y eut
une sueur générale fort abondante ; la malade se promena
deux heures dans la journée, et le soir l'appétit se fit sentir.

Le deuxième jour, les bains furent portés à 30 degrés
centigrades, et les jours suivants à 27. Nous fîmes joindre
à l'usage des eaux et des bains les douches sur les jambes.
Le quatrième jour, l'engorgement des extrémités inférieu-

res avait disparu, la respiration était devenue plus libre, et la malade s'est promenée quatre heures en deux reprises. Le vingtième jour la malade a quitté Saint-Nectaire, se trouvant en fort bon état. Nous avons eu occasion de la voir plusieurs fois ensemble avec le docteur Pélissière, et de nous assurer que toutes les fonctions s'exécutaient parfaitement.

Leucorrhée ou flueurs blanches.

Mlle ***, née d'une mère rachitique, eut en janvier 1842, alors âgée de 8 ans, un écoulement blanc des parties génitales, assez abondant pour tacher son linge. Cette humeur, qui occasionnait par son acrimonie des rougeurs et des démangeaisons extrêmement vives sur la partie interne des cuisses, fatiguait horriblement la malade. On opposa à cette excitation les bains domestiques, qui amenèrent un peu de soulagement.

Vers le mois de mars, même année, il survint, sur l'aile gauche du nez, de la rougeur et du gonflement qui envahirent bientôt toute la surface du nez. La lèvre supérieure, qui jusqu'alors était restée intacte, se boursouffla, et acquit en peu de temps un volume assez grand pour donner à la figure de cette enfant un aspect désagréable.

Après avoir fait long-temps usage du sirop anti-scorbutique et anti-rachitique, la malade nous fut adressée à Saint-Nectaire, par M. le docteur Villaret, du 7e dragons.

Nous prescrivîmes l'eau en boisson, à la dose de deux verres par jour, qui fut ensuite portée jusqu'à six, les bains à 32 degrés, et les douches promenées sur toute la surface du corps. Vers le sixième bain, les démangeaisons et l'écoulement avaient considérablement diminué, et au quinzième, elles avaient complétement disparu, ainsi que l'écoulement; la rougeur et le gonflement du nez avaient aussi perdu de leur volume, mais la lèvre supérieure a

conservé un peu d'épaississement, qui, nous osons le pré-
dire, se dissipera par un autre séjour, un peu plus long-
temps prolongé.

Tumeur blanche au genou droit.

M.***, âgé de 28 ans, d'un tempérament lymphatico-
sanguin, se rendit, d'après le conseil de M. le docteur Pélissière, à Saint-Nectaire, le 22 août 1842.

Ce malade nous montra un engorgement considérable
du genou droit, portant les traces de plusieurs moxas,
dont on avait long-temps entretenu la suppuration, et un
commencement d'ankylose. La douleur dans l'articulation
était peu vive, mais elle semblait augmenter par la marche et les variations de l'atmosphère. Le sommeil et l'appétit étaient bons.

Nous conseillâmes les eaux à l'intérieur, à la dose de
quatre et six verres par jour, les douches et les bains à
34 degrés centigrades. Le troisième bain fut donné à 42 degrés centigrades, le malade transpira beaucoup, et se trouva
mieux. Le 4e, le 5e, le 6e et le 7e furent administrés à 34
degrés centigrades; le 8e jour nous répétâmes le bain à 42
degrés centigrades, et cette fois encore le malade a éprouvé
un mieux très-sensible, une légère diminution d'engorgement, et un peu moins de raideur dans l'articulation.

Le 3 septembre, M.*** est parti de Saint-Nectaire, après
avoir pris dix bains et autant de douches, regrettant
d'être venu si tard aux eaux.

Nous avons appris de M. le docteur Pélissière, que le
malade, que nous n'avons plus vu depuis cette époque,
avait passé l'hiver sans souffrir, et qu'il se proposait cette
année de revenir passer un mois à Saint-Nectaire.

Rhumatisme chronique.

Mme D., âgée de 40 ans, d'un tempérament lympha-tico-sanguin, souffrait depuis plusieurs années d'une dou-leur rhumatismale, qui avait fixé son siége sur l'articula-tion scapulo-humérale gauche, et gênait considérablement les mouvements. Après avoir infructueusement appliqué des sangsues à diverses reprises, et des vésicatoires, et fait de nombreuses frictions avec le baume tranquille et opodel-doch, sur la partie malade, elle se rendit, d'après les con-seils de M. le professeur Pourcher jeune, à Saint-Nectaire, le 14 juillet 1842.

Nous prescrivîmes l'eau à l'intérieur, les bains à 36 degrés centigrades, et les douches. Au 5e bain, la malade éprouvait déjà une grande amélioration, remuait son bras dans tous les sens, sans éprouver beaucoup de douleur. Elle nous demanda à prendre deux bains par jour et deux douches; nous répondîmes à cette demande par l'adminis-tration d'un bain porté à une haute température qui, d'après nos remarques, devait dissiper ce qui restait de raide et de douloureux dans l'articulation.

Notre attente ne fut pas trompée : à la suite de ce bain de 41 degrés centigrades, et de 10 minutes de durée, il survint une grande transpiration; la peau devint souple, la douleur disparut complétement, et le membre reprit la faculté de se mouvoir dans tous les sens.

Nous reprîmes, le lendemain, les bains à 30 degrés cen-tigrades, jusqu'au jour du départ, qui a eu lieu le 5 août.

Nous avons eu occasion de voir Mme D., dans le courant d'avril 1843, qui nous a assuré n'avoir plus ressenti au-cune douleur.

Rhumatisme goutteux.

M. D. B.***, âgé de 57 ans, d'un tempérament bilioso-san-guin, avait éprouvé à plusieurs reprises quelques douleurs dans les articulations, qui se faisaient plus vivement sentir lors des variations atmosphériques. En mai 1842, les douleurs, qui avaient parcouru les diverses articulations, vinrent se fixer sur celle du gros orteil, y produisirent du gonflement, et condamnèrent le malade au repos. Au bout d'une quinzaine, les douleurs ayant diminué d'intensité, le malade voulant se livrer à l'exercice, il ne put le faire qu'avec peine, et en s'appuyant sur une canne.

Arrivé à Saint-Nectaire, le 18 juillet, le membre malade avait un peu plus de volume que dans l'état naturel, il était douloureux au toucher, et ne pouvait supporter la chaussure ordinaire. L'appétit du malade était bon, mais le sommeil était parfois interrompu par la douleur.

Nous prescrivîmes les eaux à l'intérieur et à l'extérieur. A l'intérieur le malade prenait deux verres par jour, qu'il porta ensuite jusqu'à quatre. A l'extérieur les bains furent d'abord administrés à la température de 34 degrés centigrades ; au quatrième bain, le malade éprouva une légère diminution dans les douleurs. Le cinquième bain fut porté à 40 degrés centigrades ; à la suite de ce bain, il survint une grande transpiration ; dans la journée, le malade se promena sans le secours de sa canne, et le soir, il put mettre des bottes, qu'il n'avait point mises depuis trois mois, et se livrer au plaisir de la danse ; le 8 août, le malade quitta Saint-Nectaire très-satisfait de sa saison. Huit jours s'étaient à peine écoulés, que la douleur reparut avec assez d'intensité sur le même endroit, et força le malade à garder la chambre.

Un repos de quatre ou cinq jours mit fin à cette recrudescence, et le malade, que nous avons vu depuis lors, n'éprouve plus de douleurs.